# ACTION

## PHYSIOLOGIQUE ET THÉRAPEUTIQUE

### DES EAUX SULFURÉES SODIQUES ALCALINES

# D'AX-SUR-ARIÈGE

PAR

## Le Docteur AUPHAN

MÉDECIN INSPECTEUR

MEMBRE DE LA SOCIÉTÉ D'HYDROLOGIE MÉDICALE DE PARIS

———

*Extrait de la Revue médicale et scientifique d'Hydrologie et de Climatologie pyrénéennes.*

———

## TOULOUSE

### ÉDOUARD PRIVAT, IMPRIMEUR-LIBRAIRE

RUE DES TOURNEURS, 45

—

1886

# ACTION

## PHYSIOLOGIQUE ET THÉRAPEUTIQUE

### DES EAUX SULFURÉES SODIQUES ALCALINES

# D'AX-SUR-ARIÈGE

PAR

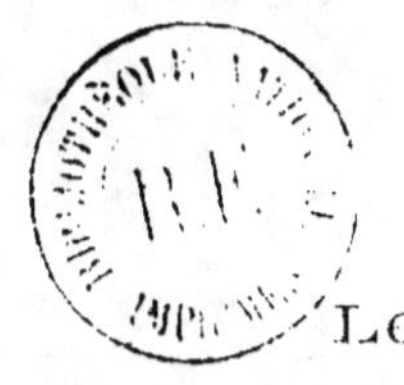

## Le Docteur AUPHAN

MÉDECIN INSPECTEUR

MEMBRE DE LA SOCIÉTÉ D'HYDROLOGIE MÉDICALE DE PARIS

---

Extrait de la *Revue médicale et scientifique d'Hydrologie et de Climatologie pyrénéennes.*

---

TOULOUSE

ÉDOUARD PRIVAT, IMPRIMEUR-LIBRAIRE

RUE DES TOURNEURS, 45

—

1886

# ACTION

## PHYSIOLOGIQUE & THÉRAPEUTIQUE

### DES EAUX SULFURÉES SODIQUES ALCALINES

# D'AX-SUR-ARIÈGE

———

Ax est, sans contredit, la station sulfureuse la plus riche de France. La quantité d'eau minérale connue atteint le prodigieux débit de deux millions de litres par vingt-quatre heures, s'échappant des profondeurs de la terre par plus de *quatrevingt sources* ou *naissants*. — Et l'on peut se faire une faible idée de la variété de ces sources, en sachant que les trois principaux éléments constitutifs de l'eau minérale (soufre, principe alcalin, matière organique), y sont combinés de toutes manières suivant les sources. — Le soufre, par exemple, y existe en quantités très variables et à l'état de composés très divers.

Grâce à une installation thermale exceptionnelle, l'eau arrive dans les baignoires, à toutes les températures balnéables, à l'état de pureté native et sans avoir subi une déperdition sérieuse du principe sulfureux. — De sorte que l'on peut dire sans crainte de se tromper, qu'on trouve à la fois à Ax l'expression la plus violente et l'expression la plus adoucie de la médication thermale sulfureuse. En d'autres termes, on peut faire suivre à Ax une cure minérale tout aussi énergique qu'à *Luchon* ou à *Barèges*, tout aussi atténuée qu'à *Saint-Sauveur*, tout aussi spécialisée qu'à *Cauterets* ou à *La Preste*.

Pour étudier les effets physiologiques et thérapeutiques des diverses sources d'Ax, il est nécessaire de les diviser en deux groupes basés sur les modifications subies par le principe sulfureux. — Un premier groupe comprendra les sources sulfureuses proprement dites, celles dans lesquelles le *sulfure de sodium* joue le rôle thérapeutique le plus important. Dans un second groupe nous décrirons les effets produits par les sources sulfureuses dégénérées, celles dans lesquelles le *sulfure de sodium* a subi des transformations plus ou moins complètes.

## § 1. — *Action physiologique.*

1° *Sources sulfureuses proprement dites.* — L'excitation est le mode principal de ces sources : elles raniment et excitent l'organisme, déterminent une suractivité remarquable de toutes les fonctions, variable suivant la constitution, le tempérament, l'état de santé ou de maladie du sujet.

Les centres nerveux sont exaltés; l'agitation, l'insomnie, des rêves pénibles et quelquefois même des céphalalgies passagères et peu douloureuses, sont la conséquence de l'emploi de nos eaux sulfurées sodiques fortes ou moyennes.

La circulation en reçoit aussi un surcroît d'activité se traduisant par un appareil fébrile plus ou moins intense.

La respiration devient plus facile, plus ample et plus profonde, après avoir été durant les premiers jours plus fréquente et un peu gênée par suite d'un état particulier de subirritation développé par les vapeurs d'eau sulfureuse sur les muqueuses du nez, de la gorge et des bronches.

Les fonctions digestives sont très diversement influencées; le plus souvent l'appétit devient plus vif, les digestions sont plus faciles. Quelquefois, s'il existe un peu d'embarras gastrique, certaines sources (Saint-Roch à droite et Abeilles, par exemple), tendent à augmenter les accidents, au point qu'il faut en suspendre l'usage, et prescrire un émétique ou une purgation pour éviter les mouvements congestifs vers le foie, et faire cesser l'embarras bilieux pouvant s'accompagner quelquefois d'une véritable *jaunisse.*

D'autres sources (Petite-Sulfureuse, Pâtissier, etc.) tendent au contraire à faire disparaître tout embarras gastrique préexistant pourvu qu'il ne soit pas trop prononcé.

Chez l'homme, les fonctions génito-urinaires paraissent activées, et ce surcroît d'activité se traduit le plus souvent par des sollicitations plus fréquentes des organes génésiques et par une diurèse plus abondante.

Chez la femme, l'utérus reçoit une stimulation énergique; les menstrues coulent plus faciles et plus régulières. La leucorrhée, quand elle existe, augmente durant les premiers jours pour diminuer ensuite et disparaître souvent.

C'est surtout sur l'appareil cutané que les sources sulfureuses d'Ax semblent concentrer leur action : En effet, les vaisseaux capillaires superficiels se congestionnent, la transpiration devient très abondante, et la peau est souvent le siège d'éruptions diverses évidemment déterminées par le traitement hydrothermal.

Après un temps variant de cinq à huit jours, toute cette excitation provoquée par les eaux se calme peu à peu pour faire place à des phénomènes tout différents. Ainsi le sommeil devient calme et réparateur, le pouls se ralentit et s'abaisse souvent au-dessous du rythme normal, les digestions se régularisent, les fonctions de la peau se rétablissent normalement; et le baigneur éprouve alors un double sentiment de vigueur et de calme qui lui procure un bien-être indéfinissable.

En résumé, d'abord *excitation générale* de tout l'organisme; secondairement, effet *sédatif* et *tonique*. Tel est toujours le double mode d'action des sources sulfureuses proprement dites.

Cette double action est p'us ou moins apparente suivant la qualité des sources employées et suivant la manière dont la cure a été conduite. C'est ainsi qu'en habituant peu à peu l'organisme au contact des eaux sulfureuses, on peut rendre presque inaperçus les phénomènes d'excitation déterminés par les premiers jours de traitement, et obtenir presque dès le début les effets reconstitutifs des eaux.

2° *Sources sulfureuses dégénérées ou modifiées.* — Leur mode d'activité offre un contraste évident avec l'effet excitant produit par les sources sulfureuses proprement dites. Sédatives et tempérantes, elles calment souvent l'excitation thermale résultant d'un traitement franchement sulfureux. Leur action se spécialise davantage. Ainsi, la source *Montmorency*, du Cou'oubret (alcaline ferrugineuse), agit surtout sur le système nerveux et sur le système utérin; elle est à la fois tonique et calmante. La source de la *Canalette* agit sur les organes digestifs dont elle régularise les fonctions. La source de l'Eau-Bleue, du Teich, celle de Longchamp, du Breilh, la source alcaline du Modèle portent principalement leur action sur le système urinaire ; par elles, les urines augmentent en quantité et en *densité*. J'appelle l'attention des médecins sur ces effets *dépuratifs* remarquables, produits par ces eaux dégénérées administrées en boisson.

Les bains de l'eau de la Pompe, au Teich, les bains des nos 9 et 10, du Breilh, produisent sur l'utérus et sur le système nerveux un effet sédatif manifeste. Enfin, les bains d'hyposulfite de soude (nos 1 à 14 du Modèle) exercent, dans certains cas spécifiques, une action éliminatrice remarquable qu'il est bon de faire ressortir.

En résumé, les eaux sulfureuses dégénérées sont sédatives, tempérantes et dépuratives.

### § 2. — *Effets de la médication sulfureuse appliquée au traitement des maladies chroniques.*

Le premier effet de la médication sulfureuse est de produire une excitation spéciale, une sorte d'augmentation du mal qu'il s'agit de traiter. Cette excitation, autrefois mal observée, a fait croire que la maladie chronique était d'abord ramenée à l'état aigu par l'action première de la cure qui, en se continuant, déterminait secondairement une sédation progressive, bientôt suivie de guérison. Mais une observation attentive a fait justice de cette manière de voir. La suractivité fonctionnelle imprimée par la médication thermale à tout l'organisme, surtout à la circulation générale, explique bien la nature des phénomènes dont nous allons parler.

Dès les premiers jours du traitement, le rhumatisant constate une *augmentation réelle de la douleur* dans les articulations malades ; mais, en même temps, il éprouve plus de facilité dans les mouvements et observe une diminution notable de la tuméfaction. Si le rhumatisant est, au moment de la cure thermale, exempt de toute souffrance, il s'apercevra, dès les premiers bains, de l'apparition de douleurs dans la plupart des points autrefois affectés ; mais ces douleurs, ne gênant pas sensiblement les mouvements et ne déterminant pas d'engorgement articulaire, laissent le patient sans inquiétude sérieuse, et cela avec d'autant plus de raison qu'elles disparaissent très rapidement par la continuation du traitement.

Mêmes phénomènes d'excitation dans l'affection dartreuse invétérée. La surface affectée s'anime, la secrétion est quelquefois augmentée, mais la peau qui entoure le mal s'assouplit, se décongestionne, et témoigne par ces phénomènes particuliers d'une guérison prochaine.

Voyez ce qui se passe dans les tumeurs blanches suppurées, dans les abcès ossifluents, dans les vieux trajets fistuleux à parois dures et calleuses : la suppuration devient plus abondante, mais elle change de nature et prend une teinte légèrement rosée ; le membre où siège le mal devient moins lourd, la tumeur diminue ; on voit qu'il se produit sur le mal lui-même et tout autour de lui un effet résolutif très marqué. En un mot, il n'y a plus de stase humorale, et les tissus tendent à reprendre leur consistance et leur élasticité normales.

C'est encore par le même mécanisme que les eaux sulfureuses agissent dans les maladies des muqueuses ; ainsi l'expectoration augmente d'abord dans la bronchite chronique, mais elle devient plus fluide et plus aérée ; la toux, moins quinteuse et moins fréquente, est presque toujours suivie d'expectoration Enfin, le malade éprouve une plus grande liberté dans la respiration.

Certaines d'entre nos buvettes sulfurées, sodiques (Saint-Roch à droite, Petite Sulfureuse, Abeilles, Bain-Fort, Pilhes, etc.) semblent avoir une action élective sur l'appareil pulmonaire malade ; outre que la secrétion bronchique, quand elle existe, s'accroît sous leur influence, il se développe sur les organes de la respiration une sorte d'irritation substitutive plus ou moins vive suivant la source employée. Ainsi l'eau de Saint-Roch à droite, celle des Abeilles, etc., administrées à trop forte dose ou intempestivement, peuvent provoquer, dans certains cas de tuberculose, des congestions actives du poumon, des raptus sanguins plus ou moins violents et, par suite, des hémoptysies plus ou moins dangereuses.

Ces accidents ne sont pas à redouter avec les sources Petite-Sulfureuse du Breilh, Pâtissier du Teich, Pilhes du Couloubret, etc., surtout quand le traitement thermal externe est convenablement dirigé.

Les maladies de l'utérus sont aussi influencées de la même façon par nos sources thermales : la leucorrhée augmente au début pour disparaître plus tard ; mais l'engorgement du col ou du parenchyme utérin tend à diminuer, et la femme éprouve promptement un état de bien-être manifeste dû certainement à l'effet résolutif produit sur les organes malades.

Les Bains Montmorency du Couloubret, n°s 9, 10 du Breilh, Pilhes et Jeanne d'Albret du Couloubret, sont plus particulièrement applicables à ces sortes de maladies.

Nous en avons dit assez pour que le médecin puisse se rendre compte de la manière dont s'opère la cure et pour que le baigneur ne soit point préoccupé par l'apparition de ces accidents pseudo-inflammatoires, indices certains d'une guérison ou, du moins, d'une amélioration prochaine.

Quelles explications donner aux phénomènes que nous venons de décrire?

Les eaux sulfureuses d'Ax agissent sur la peau en activant et régularisant son fonctionnement. Cette action, éminemment tonique et reconstituante, se fait ressentir dans tout l'organisme.

Administrées à l'intérieur, elles ont pour effet de fixer l'oxygène dans le sang par la transformation des sulfures en hyposulfites et en sulfites, sels qui agissent à leur tour comme de puissants antiseptiques. Le sang plus oxygéné devient naturellement plus rouge.

Le Dr Gustave Astrié, dans sa thèse inaugurale sur *la Médication thermale sulfureuse appliquée au traitement des maladies chroniques,* a démontré que, sous l'influence des principes alcalins contenus dans les eaux d'Ax, le sang devient plus fluide et, par conséquent, la circulation plus active, ce qui favorise ainsi la résolution des engorgements morbides.

Ainsi s'explique l'effet *altérant.*

Des expériences nombreuses que j'ai faites et dont il a déjà été question démontrent que les eaux alcalines (Eau-Bleue, Longchamp, etc.), augmentent la fluidité du sang en augmentant dans des proportions notables la quantité des principes fixes éliminés par les urines.

Tel est l'effet *dépuratif.*

En résumé, les eaux d'Ax agissent à la fois comme toniques, reconstituantes, résolutives, substitutives et surtout comme *altérantes* et *dépuratives.* C'est-à-dire qu'elles modifient l'organisme en s'adressant aux phénomènes intimes de la nutrition.

Toulouse imprimerie DOULADOURE-PRIVAT, rue Saint-Rome, 39. — 2300